Jakub Tenčl, PhD, MHS Accred

Etický kodex pro supervizory v hypnoterapii

Tisk ve Velké Británii ve společnosti Lulu Press, Inc.

Kniha je v distribuční síti:
Kosmas s.r.o., Lublaňská 34, 120 00 Praha 2.

Copyright © 2017 by Jakub Tenčl
Návrh obálky: Jakub Tenčl
Vydavatel: Hypnotherapy – Dr. Jakub Tencl, MHS Accred
Vydáno v Praze v květnu 2018.
Jazyková korektura: Mgr. Lucie Šťastná

Kniha je dostupná v knihovnách.

ISBN: 978-1-78926-149-3

Obsah

Etický kodex pro supervizory v hypnoterapii 4
    Podstata supervize 5
    Otázky supervize 7
    Otázky kompetence 9
Kodex praxe pro supervizory 11
    Vedení práce v oblasti supervize 11
    Důvěrnost 14
Příloha 16
    Modely supervize 16
Body vyžadující dodatečné zvážení 18

Etický kodex pro supervizory v hypnoterapii
Úvod

- Účelem tohoto etického kodexu je stanovit standardy pro supervizory při jejich práci s hypnoterapeuty a informovat a chránit hypnoterapeuty, kteří vyhledávají supervizi.
- Etické standardy zahrnují takové hodnoty, jako je integrita, důvěrnost a odpovědnost.
- Nedílnou součástí tohoto dokumentu je Etický kodex pro hypnoterapeuty.
- Existují nejrůznější formy supervize. Tento kodex je navržen tak, aby vyhovoval všem formám.

Etický kodex pro supervizory má tři části:

- Podstata supervize.
- Otázky supervize.
- Otázky kompetence.

Kodex praxe pro supervizory má dvě části:

- Vedení práce v oblasti supervize.
- Důvěrnost.

Příloha popisuje různé modely supervize a komentáře k otázkám, které mohou být pro konkrétní modely relevantní.

Podstata supervize

- Primárním účelem supervize je zajistit, aby hypnoterapeut reagoval na potřeby klienta.
- Supervize je formální proces spolupráce. Termín „supervize" zahrnuje řadu aktivit, které se týkají monitorování, rozvoje a podpory osobností v jejich hypnoterapeutické roli[1].

Za tímto účelem se supervize týká:

- vztahu mezi hypnoterapeutem a klientem, aby se zvýšila terapeutická účinnost;
- monitorování a podpory hypnoterapeuta v jeho roli;
- pomoci hypnoterapeutovi rozvinout jeho profesní identitu prostřednictvím reflexe jeho

---

[1] Tento proces je také nazýván jako „ne-manažerská" supervize nebo poradenská podpora.

práce v kontextu vztahu, který je kritický a podpůrný;
- vyjasnění vztahů mezi hypnoterapeutem, klientem, supervizorem a případně zúčastněnými organizacemi;
- zachování etických standardů po celou dobu terapie.

Supervize se primárně netýká:

- výcviku;
- terapie hypnoterapeuta;
- liniového řízení.

Nicméně dovednosti, které souvisí s uvedenými body, jsou ústředním prvkem příslušné supervize.

- Vztah supervizora s hypnoterapeutem musí být svou povahou důvěrný.
- Hypnoterapeut by neměl pracovat bez pravidelné supervize, pokud se jedná o práci na plný úvazek.

Otázky supervize

Vzhledem k tomu, že primárním účelem supervize je zajistit, aby hypnoterapeut reagoval na potřeby klienta, mělo by být dodrženo následující:

- Hypnoterapeuti jsou zodpovědní za svou práci s klientem a za co nejupřímnější prezentaci a zkoumání své práce se supervizorem.
- Supervizoři jsou zodpovědní za to, že hypnoterapeutům pomáhají kriticky reflektovat jejich práci. Je důležité, aby obě strany mohly efektivně spolupracovat.
- Supervizoři společně s hypnoterapeuty jsou zodpovědní za to, aby zajistili co nejlepší využití času supervize.
- Supervizoři a hypnoterapeuti jsou zodpovědní za nastavení a udržování jasných hranic mezi pracovním vztahem a přátelstvím nebo jiným vztahem a za jasné stanovení hranic mezi supervizí, poradenstvím, terapií a výcvikem.

- Supervizoři a hypnoterapeuti musí rozlišovat mezi supervizí a poradenstvím hypnoterapeuta.
- Ve vzácných případech, kdy by se supervizor mohl zapojit do terapie hypnoterapeuta, musí být uzavřená jednoznačná smlouva a jakákoliv terapie nesmí být na úkor času supervize.
- Supervizoři jsou zodpovědní za dodržování zásad obsažených v tomto Etickém kodexu pro supervizory a Etickém kodexu pro hypnoterapeuty, který je předmětem supervize.
- Supervizoři musí uznat hodnotu a respektovat důstojnost hypnoterapeutů bez ohledu na jejich původ, postavení, pohlaví, sexuální orientaci, věk nebo víru.
- Supervizoři jsou zodpovědní za povzbuzování a usnadňování osobního rozvoje hypnoterapeutů, přičemž se sepíše pracovní smlouva, která jasně stanoví odpovědnost hypnoterapeutů za

další profesní vzdělávání a vlastní monitorování.

- Supervizoři a hypnoterapeuti jsou zodpovědní za pravidelné přezkoumávání účinnosti supervize a doby, kdy je vhodné ji změnit.
- Supervizoři jsou zodpovědní za to, že uspokojení vlastních potřeb je nezávislé na vztahu supervizora, a za žádných okolností by neměli tento vztah využívat.
- Supervizor a hypnoterapeut by měli zvážit příslušné právní závazky vůči sobě.

Otázky kompetence

- Supervizoři by měli nepřetržitě vyhledávat možnosti profesního rozvoje kdekoliv, kde je to možné. To zahrnuje specifická školení a rozvoj dovedností supervize.
- Supervizoři musí monitorovat svou práci a musí být připraveni hypnoterapeutům a kolegům vyčíslit odměnu za odvedenou práci.

- Supervizoři musí monitorovat hranice svých schopností.
- Supervizorům se důrazně doporučuje, aby učinili nezbytné kroky k zajištění vlastního poradenství a podpory za účelem zhodnocení vlastní práce supervizora.
- Supervizoři jsou zodpovědní za monitorování a udržování jejich vlastní účinnosti. Může se stát, že jejich osobní zdroje se vyčerpají, a proto budou muset hledat pomoc a/nebo ukončit práci supervizora, ať už dočasně, nebo trvale.
- Hypnoterapeuti by měli pečlivě zvážit důsledky výběru supervizora, který není praktikujícím hypnoterapeutem. To se týká zejména nezkušených hypnoterapeutů.

Kodex praxe pro supervizory
Úvod

Účelem tohoto kodexu je poskytnout podrobnější informace a pokyny týkající se uplatňování zásad obsažených v Etickém kodexu pro supervizory.

Vedení práce v oblasti supervize
Za účelem vytvoření efektivní smlouvy je třeba zvážit následující body:

- Supervizoři by měli informovat hypnoterapeuty o svém vlastním vzdělání, filozofii, teoretickém přístupu a metodách, které používají.

- Supervizoři by měli být transparentní, co se týká praktických opatření supervize, přičemž je třeba věnovat zvláštní pozornost délce a frekvenci sezení supervize a soukromí místa konání.

- Požadované poplatky by měly být předem dohodnuty.

- Supervizoři a hypnoterapeuti by si měli jasně vysvětlit očekávání a požadavky, které na sebe navzájem kladou, přičemž každá strana by měla posoudit hodnotu vzájemné spolupráce.
- Před zahájením spolupráce by si supervizoři měli zjistit, zda hypnoterapeut měl nebo má terapeutický nebo jiný vztah za účelem pomoci v oblasti mentálního zdraví. To je z důvodu posouzení možných nepříznivých vlivů na práci hypnoterapeuta.
- Pokud se v průběhu supervize zdá, že pro hypnoterapeuta může být přínosná terapie, supervizor by s ním měl tuto záležitost probrat a případně doporučit třetí stranu.
- Supervizoři by měli zajistit, aby hypnoterapeuti dostávali pravidelné příležitosti k diskuzi a vyhodnocení jejich zkušeností se supervizí.
- Supervizoři by měli pravidelně sledovat, jak se hypnoterapeut zabývá hodnocením své práce.

- *Supervizoři by měli zajistit, aby hypnoterapeuti chápali význam dalšího vzdělávání, a tímto způsobem je motivovali k profesnímu rozvoji.*
- *Supervizoři musí zajistit, aby byli hypnoterapeuti informováni o rozdílu mezi terapií, odpovědností vůči vedení, poradenstvím, podporou, supervizí a výcvikem.*
- *V případě, že osobní neshody nelze vyřešit diskuzí mezi supervizorem a hypnoterapeutem, supervizor by měl nabídnout, aby se hypnoterapeut obrátil na jiného supervizora.*
- *Vedle běžného monitorování vlastní práce se supervizorům důrazně doporučuje, aby zajistili pravidelné hodnocení své práce zkušenými konzultanty.*
- *Supervizoři by měli vyhledávat další možnosti vzdělávání, které jsou relevantní pro jejich práci supervizora.*

Důvěrnost

- Obecně platí, že supervizoři musí zachovávat mlčenlivost, co se týká informací o hypnoterapeutech nebo klientech s výjimkou uvedenou níže.
- Supervizoři nesmí odhalovat důvěrné informace týkající se hypnoterapeutů nebo klientů žádné jiné osobě ani prostřednictvím jakéhokoli veřejného média, pokud:
    - není uvedeno ve smlouvě, že to je přijatelné pro obě strany, nebo
    - supervizor považuje za nutné zabránit vážnému emocionálnímu nebo fyzickému poškození klienta nebo jiné strany. Smlouva mezi supervizorem a hypnoterapeutem musí zahrnovat jména osob, s kterými supervizor může mluvit, a jména osob, které jsou předmětem podpory, supervize a konzultace. Musí být jasné, jaké jsou hranice důvěrnosti týkající se jiných

osob, které mohou být předmětem odpovědnosti.

- Důvěrnost nevylučuje zpřístupnění důvěrných informací týkajících se hypnoterapeutů, pokud je to relevantní pro následující:
    - doporučení týkající se hypnoterapeutů pro profesionální účely;
    - provedení disciplinárního řízení zahrnující hypnoterapeuty ve věcech, které se týkají etických standardů.
- Informace o konkrétních hypnoterapeutech mohou být použity k publikování v časopisech s jejich povolením a zachováním anonymity, pokud to hypnoterapeuti požadují.
- Diskuze supervizorů o hypnoterapeutech s profesionálními kolegy by měla být účelná a ne trivializovaná.

Příloha

Modely supervize

Existují různé modely supervize. Tato příloha přibližuje konkrétní rysy některých těchto modelů.

1 na 1: Supervizor – Hypnoterapeut

Zahrnuje supervizora, který poskytuje supervizi hypnoterapeutovi, jenž je obvykle méně zkušený. Jedná se o nejpoužívanější model supervize. Jeho rozsáhlá historie umožňuje snadné pochopení otázek, které vyžadují pozornost jak supervizora, tak hypnoterapeuta. Většina těchto otázek je v Kodexu praxe pro supervizory.

1 na 1: Souběžná supervize

Zahrnuje dva účastníky, kteří si navzájem poskytují supervizi, což v praxi znamená střídání rolí supervizora a hypnoterapeuta. Čas určený supervizi je mezi nimi rovnoměrně rozdělen.

Skupinová supervize s určeným supervizorem

Existuje řada způsobů, jak zajistit tuto formu supervize. Například že supervizor zastupuje roli vedoucího, který převezme odpovědnost za rozdělení času mezi hypnoterapeuty, poté se soustřeďuje na práci s jednotlivci, kteří jsou na řadě. Dalším způsobem je, že si hypnoterapeuti přidělují čas na supervizi mezi sebou, a to s využitím supervizora jako technického zdroje.

Skupinová supervize mezi kolegy

Dochází k tomu, že tři nebo více hypnoterapeutů sdílí odpovědnost za zajištění vzájemné supervize v rámci skupiny. Účastníci skupiny jsou obvykle rovnocenní, co se týká postavení, výcviku a/nebo zkušeností.

Eklektické metody supervize

Někteří hypnoterapeuti používají kombinaci výše uvedených modelů k supervizi.

Body vyžadující dodatečné zvážení

Některé modely vyžadují zvážení některých níže uvedených bodů, které doplňují obsah Kodexu praxe pro supervizory.

- Každému hypnoterapeutovi by měl být přidělen dostatečný čas, aby byla zajištěna odpovídající supervize nad hypnoterapeutickou praxí.
- Některé modely supervize pravděpodobně nebudou vhodné pro nově vyškolené nebo nezkušené hypnoterapeuty, to se týká například souběžné supervize.
- Je zapotřebí věnovat pozornost tomu, aby se vytvořila atmosféra vedoucí ke konstruktivnímu sdílení nebo zpochybňování praxe navzájem (například skupinová supervize).
- Je žádoucí, aby tyto skupiny navštěvoval čas od času konzultant, který by monitoroval skupinový proces a kvalitu supervize.

- Všichni účastníci by měli mít dostatečné zkušenosti s prací ve skupině, aby byli schopni se zapojit do skupinového procesu způsobem, který usnadní účinnou supervizi.
- Kromě toho, že supervizoři mají zkušenost s hypnoterapii, měli by mít také odpovídající zkušenosti s prací se skupinou.
- Mělo by být zváženo rozhodnutí, kdo je odpovědný za supervizi a jak bude vykonávána.

www.ingramcontent.com/pod-product-compliance
Lightning Source LLC
LaVergne TN
LVHW021751060526
838200LV00052B/3581